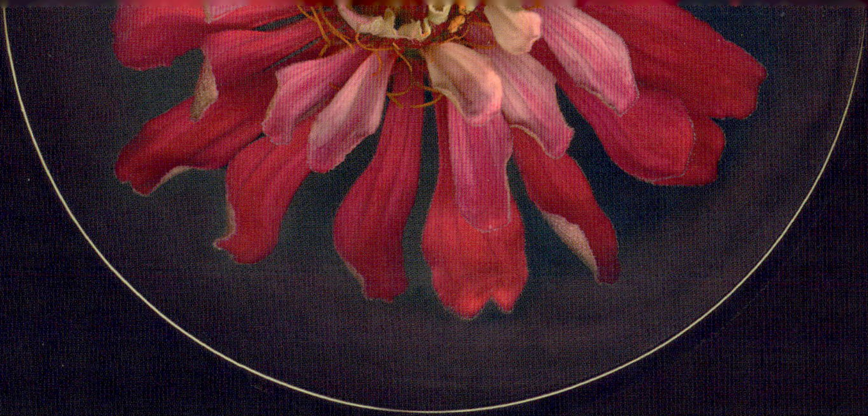

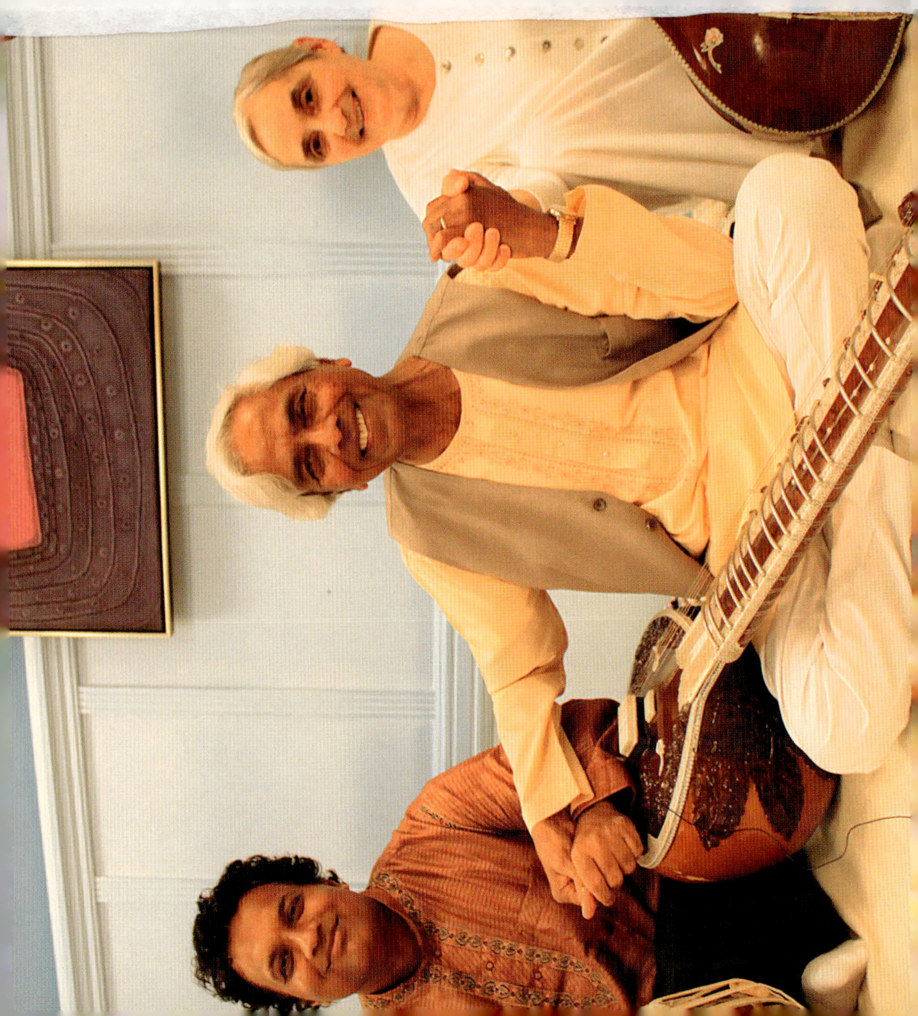

Roop Verma
Dr. Annette Cramer

# Meditieren mit Musik und Klängen

Inspiration Nada Yoga

# Meditation with music and sound

Inspiration Nada Yoga

TRIAS

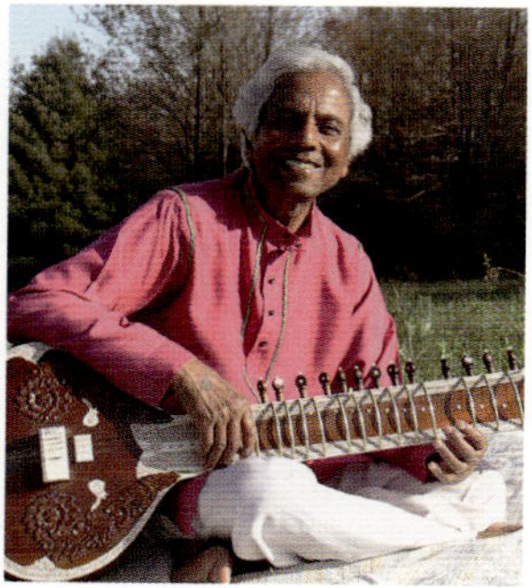

**Roop Verma** ist ein international anerkannter Meditations-, Yoga- und Nada Yoga Lehrer. Er wurde in Nord-Indien geboren und wuchs auf in den Bergregionen des Himalayas, wo er bei einigen der ganz großen und wenigen Nada Yoga Meistern unserer Zeit lernte. Seine Lehre fand ausschließlich in mündlicher Überlieferung statt, um das Wissen direkt und einfach weiterzugeben, und um zu verhindern, dass es missbraucht werden könnte. Roop Verma gehört zu den Pionieren der spirituellen Heilung durch Musik. Er lehrt in drei Kontinenten. Seinen Schwerpunkt legt er auf »menschliche Achtsamkeit«, wie er selbst sagt, ein Mittel, um die Kraft zur persönlichen Transformation zu erreichen

**Roop Verma** is an internationally respected teacher of meditation, yoga philosophy and Nada Yoga. He was born in North India and grew up in the mountain regions of the Himalayas studying with some of the great and rare music and yoga master of our time. His studies were strictly in the oral tradition which focuses on keeping traditional knowledge pure, direct and simple. He is considered to be one of the pioneers of spiritual healing through music and is widely recognized as such. He has taught on three continents and his teachings focus on 'human awareness' as a principle tool of power for personal transformation

Dr. Annette Cramer studierte Musik, Psychologie, Philosophie und Musiktherapie. Sie arbeitet seit mehr als 30 Jahren in eigener Praxis und beschäftigt sich leidenschaftlich mit der Wissenschaft von der Wirkung von Klang und Musik auf Seele und Mensch. In mehreren Veröffentlichungen und Büchern berichtet sie darüber. 1998 hat sie die erste musiktherapeutische Methode bei Tinnitus entwickelt: die Tinnituszentrierte Musiktherapie TIM, die heute in Europa angewandt wird. Sie basiert auf der heilenden Kraft von Klang und Musik.

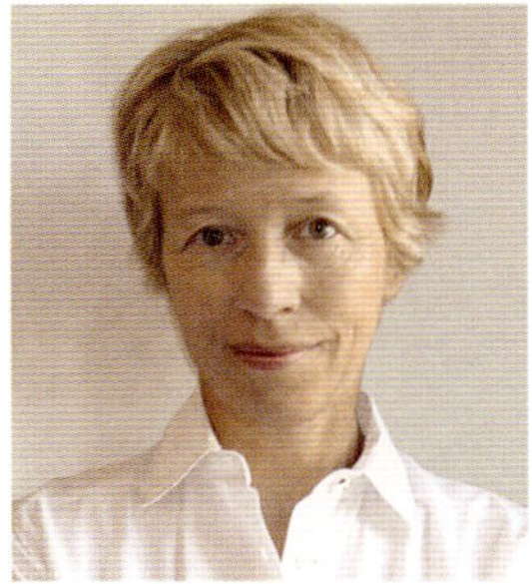

Dr. Annette Cramer studied music, psychology, philosophy and music therapy. She has worked in her own center as a music therapist for more than 30 years and is passionately involved in the effects of sound and music on mind and body, which she has discussed in several publications and books. In 1998 she developed the first musical therapy to treat tinnitus: the tinnitus centered music therapy TIM, which is based on the healing effects of sound and music and is currently used in Europe.

## Die Tracks

## The tracks

# Liebe Hörer, liebe Hörerinnen,

Es ist sicher mehr als 20 Jahre her, als Roop Verma und ich uns das erste Mal trafen. So genau wissen wir es beide nicht mehr. Ich kam zu einem Seminar über Nada Yoga nach Berlin und lernte Roop kennen, der uns alle mit seiner Sitar zum Schwingen brachte. Es war eine wunderbare Erfahrung und wir haben uns seitdem nie aus den Augen verloren. Roop ging seinen Weg weiter als Meister und Lehrer, großartiger Musiker und Komponist. Ich sammelte in der darauffolgenden Zeit wunderbare Hörerfahrungen, die ich nie vergessen habe: rauschhafte Klänge von Felsen, die vom Wasser geschlagen wurden; weiche Gesänge inmitten einer Landschaft in Frankreich – plötzlich ein klirrendes »F« im Knacken von Holz. Ich entdeckte den Klang im Hundebellen, das Singen im Miau der Katze und: meinen ganz eigenen Klang.

Die Idee, den Weg des Nada Yoga zu vermitteln, hatten Roop und ich schon lange. Frau Duelli vom TRIAS Verlag machte dieses Projekt nun möglich. Wir sind sehr dankbar für ihre unendliche Geduld, die sie mitbrachte, denn dieses Hörbuch brauchte viel Zeit zur Reifung. Es kann weder einen Meister noch einen Kurs ersetzen. Es wird auch niemals das komplette Wissen über Nada Yoga vermitteln können, dazu ist das Thema viel zu komplex. Aber es ist ein Einstieg, um auf einfache Weise die Welt der Klang-Meditation zu erleben – einer Erfahrung, die unendlich reich an Eindrücken sein wird.

Haben Sie Geduld und nehmen Sie sich Zeit für den spannenden Weg zu Ihrem inneren Klang.

April 2013, Annette Cramer und Roop Verma

# So arbeiten Sie mit den einzelnen Tracks

Hören Sie mindestens 2–3 Wochen nur einen Track an, bevor Sie sich dem nächsten widmen. Halten Sie dabei die Reihenfolge der Tracks ein.

## Track 1: Shanti – am Waldbach.

Wasser ist ein Ohrenöffner. Es enthält alle Frequenzen und ist Labsal für die Ohren. Das begleitende Shanti ist ein Klangspiel – aus verschiedenen Metallstäben gefertigt, an die ein kleiner Klöppel schlägt. Es führt zu tiefer Entspannung und setzt gleichzeitig Assoziationen frei. Lassen Sie sich fallen in die Schwingungen und lauschen Sie den Obertönen. Konzentrieren Sie sich auf das, was Sie hinter den entspannenden Klängen hören.

## Track 2: Monochord.

Es ist das beliebteste Instrument in der Musiktherapie. Zu Zeiten von Pythagoras wurde es als Messinstrument und als Heilinstrument verwendet. Heute ist die Version des Monochords mit 12 bis 25 gleichgestimmten Saiten am meisten verbreitet. Mit ihr lassen sich die Obertöne, Schwingungen und Schwebungen am besten heraushören. Sie hören hier ein Monochord in Tanpurastimmung: Basiston, zweimal eine Quarte aufwärts in den Grundton und eine Oktave nach unten. Achten Sie auf die Schwebungen und Obertöne, auf die perlenden Melodien, die von allein entstehen und die bei jedem Hören anders klingen.

## Track 3: Tanpura.

Sie ist ein unentbehrliches Begleitinstrument in der indischen Musik. Sie hat vier Saiten in der typischen Stimmung:

Saite 1: untere Quarte (manchmal auch Quinte) des Grundtons
Saite 2 und 3: Grundton des Ragas
Saite 4: tiefe Oktave des Grundtons

Hier hören Sie die Tanpura ohne ein anderes Instrument. Fordern Sie Ihr Ohr auf, die typische Tanpurastimmung allmählich zu verlassen und ausschließlich in die Obertöne zu hören. So eröffnen sich Welten voller Melodien.

## Track 4: Sitar und Tanpura.

Mit diesem Track steigen Sie ein in die Welt der indischen Klänge. Die Sitar ist auf den Ton Cis gestimmt – den Ton der Sonne, auf den überall in der Welt meditiert wird. Das Stück ist aus minimalistischen Tonfolgen aufgebaut, die sich wiederholen. Die Tanpura bildet die Grundlage und hält Sie mental auf dem Boden. Hören Sie zunächst die Sitar, darauf die Tanpura, dann genießen Sie die Mischung beider Instrumente. Und schließlich verlassen Sie das, was Sie vordergründig hören, und ergründen Sie mit Ihrem Gehör die Obertöne.

## Track 5: Sitar und Piano.

Ravi Shankar und Yehudi Menuhin haben es mit der Sitar und der Geige vorgemacht: Indische Musik lässt sich auch wunderbar mit westlichen Instrumenten spielen. Das Stück baut sich langsam auf, aus einfachen Tonfolgen entwickeln sich allmählich Motive, die immer schneller werden und sich in den Himmel schrauben. Das Piano mischt einen westlichen Klang dazu, der sich in die indische Musik einfügt (gespielt von Annette Cramer).

## Track 6: Raga.

Raga bedeutet Farbe, Schattierung. Nicht der Einzelton steht hier im Vordergrund, sondern der Raum zwischen zwei Tönen. Diese werden entweder durch einen abrupten Sprung verbunden oder durch äußerst subtile Gleitbewegungen, Glissandi, Echowirkungen, Vor-, Nach- und Doppelschläge. Dabei muss die Stimmung genau wiedergegeben werden. Häufig wählt deshalb der Musiker sein Raga spontan aus, sodass es mit seiner eigenen und der umgebenden Stimmung übereinstimmt. Fühlen Sie den starken Effekt mental und körperlich.

## Track 7: Gayatri-Mantra.

Ein Gayatri ist ein Vers-Mantra. Es hat eine bestimmte Länge und wird benutzt, um Gottheiten zu preisen. Dieser Track gibt das erste und damit eines der ältesten Mantras wieder – das Gayatri-Mahamantra der Rig-Veda:

*OM BHUR BHUVAH SVAH*
*TAT SAVITUR VARENYAM*
*BHARGO DEVASYA DHIMAHI*
*DHIYO YO NAH PRACODAYAT*
*OM. SVAHA*

Übersetzt bedeutet dies: »Wir meditieren über den Ruhm des göttlichen Herrschers, das das Universum erschaffen hat, der das Wissen und das Licht selbst ist, der Sünden und Unwissenheit beseitigt. Möge er uns Wahrheit bringen.«

## Track 8: Tönen von Bijas.

Bijas, »Samen-Mantras« oder »Keimsilben« sind Aspekte des höchsten Mantras OM. Bija Mantras sind Laute, die direkt von den 50 ursprünglichen Klängen des Sanskrit hergeleitet sind. Jedes Element des Universums und jedes Chakra hat sein entsprechendes Bija. Durch Tönen der Bija-Mantras werden die Energiezentren reguliert und Nada – in Gestalt der Kundalini, der psychischen Kraft, die zusammengerollt an der Basis der Wirbelsäule liegt – wird geweckt. Diese Kraft pulsiert mit den Wellenlängen der 50 Grundklänge des Sanskrit, die in allen Chakras vorhanden sind und schließlich ihren Ausdruck durch die Stimmbänder erreichen.

# Was ist Nada Yoga?

Die Grundlagen der Klangphilosophie der Inder werden im Nada Yoga vermittelt. Nada ist der »Urton«, der Anfang aller Dinge oder »Strom des Bewusstseins«. Die Silbe »Nad« bedeutet dabei »strömen«. Nach indischer Auffassung ist der menschliche Körper von 72 000 Nadis (Nervenkanäle) durchzogen, in denen Prana – Energie – strömt. Jeder Nadi vibriert in seiner eigenen Frequenz und kann durch Klänge und Musik beeinflusst werden.

Im Nada Yoga werden Techniken gelehrt, mit denen die inneren Töne wahrgenommen werden können, um mit dem höchsten Selbst in Verbindung zu treten. Anahata Nada (Seite 16), der innere mystische Klang, nährt uns und erinnert uns an unseren Ursprung. Es ist aber auch ein Weg, um den Geist zu kontrollieren und zu enthüllen. Man benutzt Klänge, um höchste Konzentration zu erreichen und über Schwingungen die Energiefelder des Körpers zu reinigen, sie in einen natürlichen, ausgeglichenen Zustand zu bringen.

## Effekte des Nada Yogas:

- Tiefen-Entspannung
- Steigerung der Konzentration
- Verfeinerung des physischen Hör-Sinnes
- Anhalten des inneren Dialogs/ Beendigung des mentalen Lärms
- Aktivierung/Stärkung des inneren Hörens, Sehens und Fühlens
- gesundheitsfördernde Harmonisierung der gesamten Physiologie
- Verbesserung des Stimm-Klangs durch Selbstregulation
- Entstehen innerer Visionen
- Bewusstseinsreisen
- Erleben von Spontan-Erkenntnissen
- Erfahrungen tiefer Berührtheit
- Erleben von Transformationen

# Meditieren mit Wort und Klang im Westen

Die Tradition des Nada Yoga ist weitgehend verloren gegangen. Es gibt nur wenige eingeweihte Musiker und Mystiker auf der Welt, die dieses Wissen heute vermitteln. Der praktische Weg zum Nada Yoga ist jedoch nicht so exotisch wie oft angenommen. Es geht darum, sich in der Meditation mit Wort und Klang zu verbinden.

Diese Form der »schwingenden« Kontemplation ist auch bei uns im Westen bekannt: Der große Kirchenvater Origines lehrte uns um 220 n. Chr., wie wir uns im Gebet in neue Dimensionen begeben. Rezitationen in der Liturgie sind nichts anderes als Mantras. Sie entfalten ihre Kraft aber nur in der tiefen Kontemplation. Hildegard von Bingen sang sich in rauschhafte Zustände und entwarf daraufhin wunderschöne Bilder, die Mandalas oder Yantras ähneln. Johannes Brahms bekannte, dass er nur schöpferisch sein könne, wenn er sich mit dem Universum verbinde. Er begab sich also in »Pashyanti« (Seite 22). Und von Mozart wissen wir, dass er oft im Zustand von »Para« (Seite 21) war. Dann hatte er Kontakt zu seinen inneren Schwingungen: Die Hauptmelodie der Ouvertüre in Don Giovanni finden wir in den Schwingungen der oberen und unteren Phosphoratome der menschlichen DNS wieder, wie der Klangforscher Wilfried Krüger herausfand.

Diese Beispiele zeigen, dass es weder einfach noch schnell gelingen wird, eine tiefe Verbindung zu Wort und Klang zu bekommen. Sie müssen viel Geduld haben und viel üben, das heißt immer wieder viel und bewusst hören. Über das »äußere«, achtsame Hören werden Sie mit der Zeit Zugang zu Ihren eigenen Schwingungen finden.

# Die Praxis des Nada Yoga

Nada kann mit Worten (Mantras), Klängen, Yantras (geometrischen Formen), Farben, Mudras (Handhaltungen) und Asanas (Körperhaltungen) ausgeübt werden, denn all dies sind Schwingungen.

## Mantra

Ein Mantra ist eine Wort- oder Satzformel, die ständig wiederholt wird. Der Kern »man« bedeutet »denken«, »tra« kommt von »trai« – »beschützen«, »befreien« oder auch »bewirkende Kraft«. Ein Mantra könnte man als ein Werkzeug für den Geist ansehen oder als Möglichkeit, sich von der Bindung an die physische Erscheinung zu befreien. Es wird geübt, um das Bewusstsein zu schulen und die schöpferischen Kräfte des Menschen zu entwickeln. Nur anfangs sollte laut gesungen oder gesprochen werden, später dann nach innen.

Das Rezitieren von Mantras ist in verschiedenen östlichen Ländern, vor allem in Tibet und Indien, verbreitet. Doch auch bei uns finden wir Mantras: Das »Amen« ist eines, ebenso das »Ave Maria« oder andere Gebetsformeln.

## Japa – die Kraft der Wiederholung

Die Hauptfunktion des Mantra ist die Verinnerlichung oder Identifikation mit der Energie. Das geschieht durch die Wiederholung, Japa. Damit wird ein Mantra, sei es ein Satz oder Wort, zu einer Stütze, die zur inneren Sammlung beiträgt und dem Dauer verleiht, was man sich innerlich sagt. Die Praxis der schwingenden Wiederholung der Mantras sammelt die nach außen gerichteten, zerstreuten geistigen Ströme in einem Punkt, das Mantra wird zunehmend verinnerlicht.

# Heilung durch das Wort

Ein Mantra muss aber nicht religiösen Inhalts sein oder aus Indien kommen. Sie können sich auch eigene Sprüche oder Worte suchen wie: »Ich bin ruhig und friedlich« oder »Ich werde getragen« – je nachdem, was für Sie wichtig ist. Sind Sie einmal von der Wahl eines Mantras überzeugt, sollten Sie auch dabei bleiben, es Tag und Nacht wiederholen und verinnerlichen. Nur durch die stete Wiederholung (»Japa«, Seite 14), kann ein Mantra seine Kraft entfalten.

Viele Mantras sind geheim und werden niemals weitergegeben – auch dann nicht, wenn man sein Mantra durch einen Trancezustand erhalten hat.

In Tibet wird die Verabreichung von Medikamenten mit Worten unterstützt, um eine erfolgreiche Heilung voranzutreiben. Es werden »Heil-Mantras« rezitiert, die genau beschreiben, um was für eine Pflanze es sich handelt und wofür sie gut ist. Murmelt der Patient selbst mit, verstärkt dies die Heilkraft. Die suggestive Wirkung der Sprechstimme im Bereich zwischen 70 und 4000 Hertz wird unterstützt durch Timbre, Stimmduktus, Pausen und rhythmische Wiederholungen. Im Mittelalter war es üblich neben dem Leibarzt auch einen Spezialisten aufzusuchen, der den richtigen Spruch kannte. Zu den letzten Relikten der Zaubersprüche gehören bei uns das »An-Holz-Klopfen« und Besprechungen gegen Warzen und Gürtelrosen.

## Rezitieren Sie Mantras

Track 7 und 8 dienen Ihnen als Einstieg für das Rezitieren von Mantras. Üben Sie das Tönen der Mantras jedoch auch ohne CD, und gehen Sie vor wie unter Japa (Seite 14) beschrieben.

Meditieren Sie in den Übergangszeiten des Tages, also bei Sonnenauf- oder untergang. Man befindet sich zwischen zwei Welten, und der Tunnel ist offen. In diesem flüchtigen Augenblick kann man das Mantra lenken – wie ein Schütze, der seinen Pfeil ins Ziel schießt. Hat man sich nach einer gewissen Zeit mit seinem Mantra vertraut gemacht, sollte es sehr viel öfter als nur abends und morgens nach innen gesprochen werden.

- Beginnen Sie mit der Meditation auf ein Yantra (Seite 23).
- Dann setzen Sie sich in Sukhasana (Schneidersitz) auf ein Meditationskissen. Ist das unbequem, können Sie sich auch auf den Rücken legen.
- Anfangs kann es helfen, das Mantra ein paar Mal laut zu rezitieren oder zu singen, damit es besser aufgenommen wird. Lautes Wiederholen wird Vaikhari Japa genannt, geflüstertes oder gesummtes Wiederholen Upamsu Japa. Geistige Wiederholung – Manasika Japa – ist die machtvollste Methode. Sie benötigt eine intensivere Konzentration, denn der Geist neigt nach einiger Zeit dazu, abzuschalten. Der Vorteil des lauten Japa, das allerdings diskret angewendet werden sollte, ist der, dass es alle weltlichen Geräusche und Störungen ausschließt.

# Die Kraft von Schwingungen und Musik

Wird in den Mythen der Anfang aller Dinge beschrieben, dann geht das fast immer mit Geräuschen einher. Die Welt hat ihren Ursprung im Klingen, Tönen, Rufen, Sprechen, Räuspern, Donnern, Knallen usw. Geräusch ist der Leib des Unsichtbaren oder Unfassbaren. Die feinsten Substanzen aller Dinge sind im Grunde ihres Wesens akustisch. Durch Schwingungen wird das Leben auf der Erde erst möglich.

In den altindischen Schriften wird Klang als Manifestation des Schöpfungsgedankens Brahmas verstanden. Er gilt als rhythmisch bewegte und bewegende Substanz und steckt in allen Dingen und Wesen der Welt.

Die moderne Wissenschaft zeigt, dass es keine feste Materie gibt. Alles ist in Bewegung, entsteht, verändert sich und vergeht. Nahezu täglich wird auf unserem Planten über den Klang der Welt berichtet: Wenn Dünen wandern, wird durch den rutschenden Sand die umgebende Luft in Schwingung versetzt. Fliegen Astronauten durchs All, berichten sie über die rauschenden Klänge im Universum. Bienen summen auf den Naturton F, Klippen können klingen und wenn Eis gefriert, beginnt es zu tönen wie Saiten, die gezupft werden.

# Heilen mit Klang in alten Zeiten

In vergangenen Zeiten machte man sich die Kraft der Schwingungen zunutze, vor allem dort, wo die Medizin nichts mehr ausrichten konnte: Pythagoras ließ von seinen Schülern »heilende« Melodien spielen. Ekzeme wurden auf den mittelalterlichen Marktplätzen »weg«gesungen, Knochenbrüche bei den Aborigines durch Klänge geheilt. Schwerkranke in Tibet wurden stunden- oder tagelang mit nur einem Ton »bespielt«, dabei wechselten sich die Ärzte am Instrument ab. Besessene wurden mit Trommeln und Rasseln kuriert.

Heute sind die alten Methoden der Heilung durch Klang fast in Vergessenheit geraten. Und die moderne Musiktherapie hat wenig mit den traditionellen alten Methoden zu tun, denn sie ist vorwiegend aktiv und nicht rezeptiv ausgerichtet.

## Indische Musik als heilendes Ritual

Bis vor etwa tausend Jahren kannte die indische Tradition keine Konzerte. Musik wurde lediglich während Zeremonien und Ritualen als kraftvolle Klangformeln in Tempeln verwendet. Diese Formeln wurden gemischt, um bestimmte Wirkungen zu erreichen. Zum Beispiel, um Ruhe und Frieden in geschäftige Köpfe und müde Körper zu bringen. Sie sollten den Zuhörer verändern und transformieren. Zum einen hatte dies die therapeutische Wirkung, Beschwerden zu lindern und Krankheiten zu heilen. Andererseits hatte es den Zweck, die Aufmerksamkeit derjenigen, die in die Tempel kamen, zu sammeln und einen Zustand von Vertiefung und Konzentration zu schaffen.

# Ahata und Anahata Nada

In der indischen Kosmologie sind Klang, Wort und Mantra untrennbar. Auch Gedanke, Form und Klang sind für die Inder ein und dasselbe. Was sie unterscheidet, sind die verschiedenen Formen der Schwingungsenergie beim Durchlaufen der einzelnen Bewusstseinsebenen.

Im Nada Yoga wird unterschieden zwischen den hörbaren Klängen (ahata) und den inneren Klängen (anahata). Anahata wird auch als »schweigender« oder »statischer«, nicht angeschlagener Klang, als anahata-dhvani bezeichnet.

Voraussetzung für den tiefen Zugang zu Ahata und Anahata ist, dass man sich zuvor seinem physischen Körper mitsamt seinen fünf Hüllen (Koshas) gewidmet hat:

1. Annamaya Kosha – Ernährung: regelmäßige, gesunde Nahrungsaufnahme und ausreichend Sauerstoff. Sie umfasst feste, flüssige und gasförmige Nahrung.
2. Pranamaya Kosha – seelische und geistige Nahrung: Nachschub an positiver Energie (Prana = Energie) durch ein bewusstes Leben
3. Manomaya Kosha – individuelles Bewusstsein: Bewusstseinsbildung durch Meditation und durch das Wahrnehmen innerer Bilder und Träume. Das Bewusstsein wird transformiert und verbindet sich mit dem kosmischen Bewusstsein.
4. Vijnanamaya Kosha – Weisheit und Intuition: Bewusstseinsbildung durch Güte und Bildung
5. Anandamaya Kosha – die Dimension der Glückseligkeit: Verbindung mit dem »Überbewusstsein« durch Meditation. Zeit und Raum verbinden sich in einer Art Universalhülle. In der Meditation soll diese Hülle durchschritten werden und in den kosmischen Geist übergehen.

# Die »fünf Hüllen des Körpers«

Im Nada Yoga treten die Klänge entsprechend der Verbindung hervor, die zwischen dem Geist und den Bewusstseinsbereichen bestehen.

Hören wir beispielsweise Geräusche oder Vibrationen, die vom Herzen, den Lungen, dem Gehirn, dem Kreislauf oder verschiedenen Stoffwechselprozessen kommen, dann befinden wir uns in Annamaya Kosha.

Wenn das Bewusstsein im Pranamaya Kosha, der psychischen Energie, weilt, dann wird man den Nada (Klang) einer Flöte zusammen mit vielen anderen Klängen hören.

Ist der Geist tief in Ananda Maya Kosha gelangt, werden die anderen Klänge verschwinden und stattdessen wird das Ergebnis von Nada Yoga zurückbleiben.

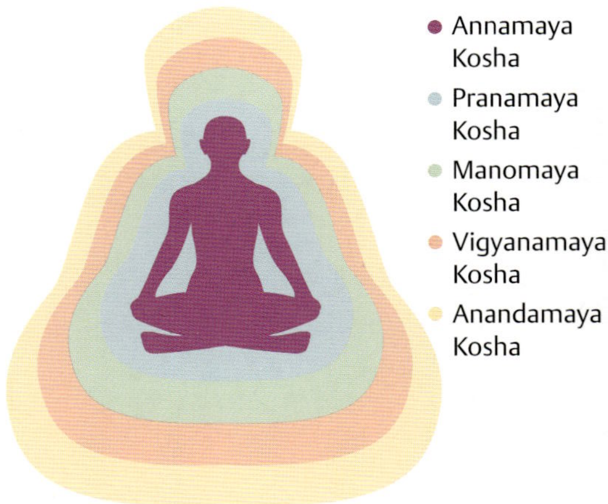

# Die vier Klangebenen

Je nach Bewusstseinszustand wird der Geist von unterschiedlichen Schwingungen angezogen. Bestimmte Klangkombinationen sind zu bestimmten Tageszeiten unangenehm, zu anderen dagegen angenehm. In den uralten indischen Tonformeln (Ragas) wird dies berücksichtigt: Der Morgenmusik wird z.B. Bhairav Raga zugeordnet, dem Nachmittag Bhimpalasi Raga. Die Malkos und Durgas entsprechen der Mitternachtsmusik. Jogia eignet sich am besten von spät in der Nacht bis ins Morgengrauen. Je feiner, leiser, höher und weiter entwickelt Komponist und Interpret sind, desto tiefer geht der Klang, desto höhere Ebenen werden angesprochen und desto stärker reagiert das Nervensystem.

Merke

**Es gibt Ragas für jede Tages- und Jahreszeit, für jede Gemütsbewegung und Vorstellung. Die Zuordnungen der Ragas müssen exakt eingehalten werden, da sonst negative Wirkungen entstehen könnten.**

Man geht von vier verschiedenen Bewusstseinsebenen aus, in denen Klang erfasst wird. Dabei steht die Transzendenz am Anfang, der Klang am Ende des Spektrums:

## 1. Transzendenz: Para Nada

Para bedeutet am höchsten oder fernsten. Para Nada, der transzendente Klang, liegt außerhalb der Reichweite unserer Sinnesorgane. Er hat die höchste Schwingungsfrequenz, seine intensiven Vibrationen machen ihn unhörbar. Erst auf hohen Bewusstseinsstufen kann er erfasst werden, und das auch nur subjektiv, d.h. als ein innerer Klang. Transzendenter Klang und transzendentes Bewusstsein sind dasselbe. Para ist ein Zustand, der keiner Wellenlänge zugeordnet werden kann und über allen Namen und Formen steht. Er ist die unveränderliche ursprüngliche Substanz aller Sprachen und reine Energie oder Shakti.

## 2. Der mentale Klang: Pashyanti

Pashyanti bedeutet »was man sehen oder sich vorstellen kann«. Er wird nicht mit dem physischen, sondern mit dem inneren Ohr gehört. Man könnte ihn auch als mentalen Klang bezeichnen, so wie wir es beim Träumen von Klängen oder Worten kennen. Es handelt sich um eine Ebene, auf der wir uns alle verständigen könnten, wenn wir es »könnten«. Die Aborigines in Australien tun dies z.B. abends beim Feuer – sie erzählen sich mental Geschichten, wobei kein Wort gesprochen und doch verstanden wird.

## 3. Der subtile Klang: Madhyama

Madhyama bedeutet »dazwischen« oder »mitten«, »flüstern« oder »wie der Klang vom Flüstern«. Es ist ein subtiler, kaum hörbarer Laut, der sich spontan im Innern äußert. Ein Zustand, in dem der ganze Körper mit Nadam, der Schwingung und Vibration der umgebenden Atmosphäre, gefüllt ist. Fühlen, manchmal auch hören, können wir diese Vibrationen, wenn wir in der Natur und eins mit unserer Umgebung sind. Oder wenn wir unsere eigene Schwingung während eines Konzerts wahrnehmen.

## 4. Der hörbare Klang: Vaikhari

Vaikhari wird von »vac« abgeleitet, was Sprache bedeutet. Vaikhari ist hörbar und kann physisch erzeugt werden – durch die Sprechorgane oder indem man Materie zum Klingen bringt. Seine Schwingungen sind auf einen gewissen Bereich begrenzt. Dieser Schwingungszustand entspricht dem konkretesten Zustand des Gedankens. Er umfasst Buchstabe, Name wie auch Form und ist gesprochener Klang, aber auch Klang von hörbaren Instrumenten.

# Yantra – der Klang des Kosmos

Yantras sind geometrische Figuren, die den harmonikalen Proportionen der Intervalle entsprechen. Sie sind ein in ein Bild gegossener Klang. Wir finden sie als Rosetten in Kathedralen, als Labyrinthe, Kreisfiguren, Mandalas und in den Blütenblättern. Jedem Musiker, Sänger und Nada-Yoga-Praktizierenden wird es helfen, das Meditieren auf ein Yantra in die Übungen einzubeziehen. Denn durch das »Aufsaugen« der wunderschönen Proportionen ordnet sich das Innere, die Meditation erreicht mehr Tiefe und die Klangübung ein breiteres, volleres Frequenzspektrum.

Ein Sänger, der sich zum Beispiel in eine Rosette vertieft, singt hinterher schöner als ohne diesen optischen Eindruck. Die Wirkung auf Energie und Brillanz ist beeindruckend und deutlich hörbar, wie inzwischen auch die Wissenschaft zeigte.

Warum ist das so? Jedes Symbol ist in unserem Körper in kristallinen Strukturen und

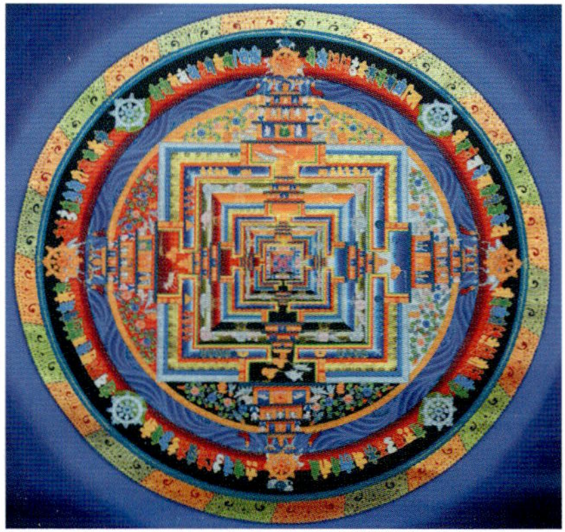

Zellen vorhanden. Konzentrieren wir uns darauf, wirkt es auf den Körper zurück, die Körperzellen werden harmonisiert. Sehr wirksam ist es auch, geometrische Formen zu zeichnen, immer wieder und wieder. Durch ihre Einfachheit haben sie noch mehr Kraft als ein Mandala.

# So arbeiten Sie mit Yantras

Dass wir auch mit Klang geometrische Formen bilden können, hat schon der Physiker Ernst Florenz Friedrich Chladni (1756–1827) mit seinen »Klangfiguren« gezeigt. Töne können Schwingungsmuster – perfekt in Gestaltung und Form – erzeugen.

Der Arzt und Forscher Hans Jenny (1904–1972) hielt bis ins kleinste Detail Schwingungseffekte in den verschiedensten Medien (Wasser, Sand, Blütensamen) fest, hat sie fotografiert und beschrieben.

Heute sind es der japanische Naturheilwissenschaftler Masaru Emoto und der deutsche Klangforscher Alexander Lauterwasser, die beeindruckend zeigen, wie Klang unser Leben im tiefsten Inneren verändert.

## Wählen Sie Ihre persönliche Klang-Meditation

- Suchen Sie sich ein harmonisches Bild aus der Natur, der Geometrie, der Architektur, die Blütenblätter eines Chakras oder ein Mandala aus, das Ihnen gefällt.
- Vergrößern Sie es. Malen Sie es, wenn Sie möchten, farbig aus oder lassen Sie es so, wie es ist.
- Bevor Sie mit der Meditation auf Klang starten, vertiefen Sie sich in das Bild.
- Saugen Sie es auf. Summen Sie im Ausatmen dazu.
- Stellen Sie sich vor, wie es klingen könnte.
- Haben Sie das Bild verinnerlicht, können Sie mit der Klang-Meditation beginnen.
- Stellen Sie sich die Abbildung so hin, dass sie gut erkennbar ist und Sie sie gleichzeitig mit dem Singen visuell »aufsaugen« können.

# Ihr musikalischer Weg zu Ahata Nada

Zu Anahata Nada (Seite 28) und damit zu »Para Nada«, der höchsten Klangebene – dem transzendenten, unhörbaren Klang –, kommen wir nur über Ahata Nada, dem hörbaren Klang. Diese bewusste Form des Hörens ist uns heute weitgehend abhanden gekommen. Es sollte ausschließlich Musik eingesetzt werden, die von natürlichen Instrumenten kommt und nicht zu gewaltig ist. Die traditionelle indische Musik ist sehr gut dafür geeignet. Aber Sie können auch westliche Musik wählen.

Auf der CD sind die einzelnen Tracks so geordnet, dass Sie schrittweise in das bewusste Hören, in Ahata Nada geführt werden.

## So bereiten Sie sich vor

Gehen Sie bei jedem einzelnen Track folgendermaßen vor:
Überspielen Sie sich die Tracks 1–6 je zwei- bis dreimal auf je eine CD. Legen Sie also für jeden Track eine CD an. Aber speichern Sie die Tracks bitte nicht als mp3 ab, dadurch gehen die Höhen verloren.

- Meditieren Sie in den Übergangszeiten des Tages, also bei Sonnenaufgang und bei Sonnenuntergang. Zu diesen Zeiten wird es Ihnen besonders schnell gelingen, in ein mentales »Zwischenstadium« zu kommen.
- Öffnen Sie vor dem Meditieren grundsätzlich Ihren Gürtel und legen Sie Ihre Uhr ab.

# Meditieren Sie mit Musik

Beginnen Sie mit der Meditation auf ein Yantra (Seite 23)

- Setzen Sie sich in Sukhasana (Schneidersitz) auf ein Meditationskissen. Ist das unbequem, können Sie sich auch auf den Rücken legen.
- Starten Sie nun die CD mit Ihren gewünschten Tracks.
- Lassen Sie die Klänge in Ihren Körper fließen. Fühlen Sie, wie sich Lymphflüssigkeit, Bindegewebe und Muskeln durch den Klang verändern. Spüren Sie auch in Ihre Wirbelsäule und Ihr zentrales Nervensystem, das im Rückenmark sitzt.
- Achten Sie auf Ihren mentalen Zustand. Die Tracks werden an jedem Tag anders auf Sie wirken.
- Bleiben Sie mit Ihren Gedanken bei den Klängen, schweifen Sie nicht ab. Ihre Gedanken dürfen dabei kommen und gehen.
- Hinter jedem Klang, jedem Ton gibt es noch viel mehr als das, was Sie im Moment hören. Versuchen Sie jedes Mal hinter das zu hören, was Sie gerade wahrnehmen.
- Verlassen Sie allmählich das bewusste Hören auf den Klang, spüren Sie immer mehr in die Schwingung, die den Klang erzeugt.
- Integrieren Sie den Klang in Ihren Alltag. Halten Sie immer wieder inne, wenden Sie sich Ihrem Atem zu und holen Sie sich den Klang herbei. Hören Sie Ihren gewählten Track mental und spüren Sie, wie er augenblicklich Ihre Stimmung und Verfassung beeinflusst.

## Starten Sie mit dem Tönen der Bijas

Vertiefen Sie sich in die Blütenblätter der Chakras und beginnen Sie mit dem Tönen der ersten drei unteren Bijas. Widmen Sie sich erst dem vierten Chakra, dem Herzchakra, wenn Sie das Gefühl haben, dass sich die ersten drei fließend geöffnet haben. Die Chakra-Keimsilbe sollte siebenmal gesungen werden. Üben Sie zunächst laut, dann leiser. Das Mantra soll schließlich nur noch nach innen getönt werden – mit Konzentration auf das jeweilige Energiezentrum. Die Tonhöhe spielt keine Rolle, sie sollte aber während der sieben Wiederholungen beibehalten werden. Sollten Sie allerdings spüren, dass sich die Tonhöhe verändern will, dann geben Sie nach und lassen Sie Ihre Stimme dahin fließen, wo sie hin möchte. Steuern Sie aber nichts mit Ihrem Willen!

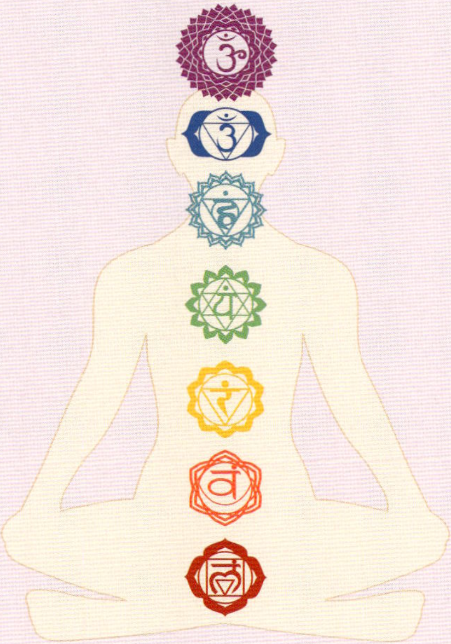

### Die 7 Chakren:

- Scheitel
- Stirn
- Hals
- Herz
- Solarplexus
- Sakral
- Wurzel

# So kommen Sie in Anahata Nada

Haben Sie die Übungen zu Ahata Nada (Seite 25–27) konsequent durchgeführt, sind Sie auf dem besten Wege, in die Tiefe zu gehen und sich den inneren Klängen zu widmen.

Drei Schritte führen Sie dahin:

1. das Summen auf »mmmm«
2. die Übung Bhramari
3. das Meditieren nach innen

## 1. Summen auf »mmm«

- Setzen Sie sich in Meditationsstellung hin.
- Widmen Sie sich Ihrem Atem und lassen Sie ihn fließen.
- Öffnen Sie allmählich leicht die Lippen und hören Sie in Ihren Ein- und Ausatem.
- Legen Sie dann die Lippen locker aufeinander und betten Sie ein »mmm« in den Ausatem ein.
- Spüren Sie das Schwingen im Schädel.
- Legen Sie Ihre Hände an den Hinterkopf und gleiten Sie mit der Stimme auf und ab, bis Sie den Ton finden, der Ihren Hinterkopf am stärksten zum Schwingen bringt. Bleiben Sie bei diesem Ton.
- Summen Sie noch etwa 5–10 Minuten, so lange wie es für Sie angenehm ist.
- Dann lösen Sie Ihre Hände von Ihrem Schädel und spüren Sie nach – hören Sie in Ihr Innerstes und in Ihren Hinterkopf.

## 2. Bhramari – Hören Sie den inneren Ton

- Üben Sie Bhramari 1–2-mal täglich, jeweils ca. 5–8 Minuten.
- Setzen Sie sich dazu in Meditationsstellung mit aufrechtem Rücken hin.
- Richten Sie Ihre Aufmerksamkeit erst nach außen…, dann nach innen.
- Ziehen Sie die Knie an, legen Sie Ihre Ellenbogen auf die Knie und schließen Sie Ihre Augen.
- Atmen Sie tief durch die Nase ein und halten Sie den Atem an.
- Verschließen Sie nun die Ohren: Dazu halten Sie sich mit den Daumen Ihre Ohren zu, die anderen Finger werden seitlich auf den Schädel gelegt.
- Spüren Sie Ihre Schädeldecke und ertasten Sie mit Ihren Fingern den höchsten Punkt auf Ihrem Hinterkopf.
- Atmen Sie durch die Nase aus und beginnen Sie dabei leicht zu summen.
- Konzentrieren Sie sich auf den Bindu, den Punkt oben auf dem Hinterkopf. Es ist das Zentrum im Gehirn, wo eine ständige Vibration stattfindet.
- Um den Nada-Klang erleben zu können, muss Bindu lokalisiert werden. Nach einigen Tagen werden Sie allmählich einen inneren Ton hören, der auf Ihr Summen reagiert. Bei diesem Ton nehmen Sie die Hände vom Kopf, beenden das Summen und spüren und hören weiter nach innen.

## 3. Meditieren Sie nach innen

Die Welt, die uns umgibt, kennt keine Stille. Stille wäre Bewegungslosigkeit und damit etwas Totes. Halten Sie im Alltag immer wieder inne und lauschen Sie Ihrer Umgebung. Bringen Sie sich mit den Schwingungen der Welt in Einklang:

- Dazu richten Sie sich auf und schließen die Augen.
- Spüren Sie den Energiefluss in Ihrem Körper. Stellen Sie sich vor, wie alles von oben nach unten strömt. Nehmen Sie den Kontakt zwischen dem Boden und Ihren Füßen wahr.
- Widmen Sie sich Ihrem Atem. Fühlen Sie, wie sich im Einatem Bauch, Beckenraum, Flanken und Brustkorb dehnen und weiten; wie sich Hals und Ohren weiten; wie sich der Körper im Einatem dehnt und weitet und im Ausatem wieder entspannt.
- Öffnen Sie Ihre Ohren und nehmen Sie das Geräusch der Außenwelt in sich auf. Atmen Sie es ein. Antworten Sie auf dieses Geräusch mit Ihrem Ausatem. Hören Sie hin, wie Ihr Ausatem klingt.
- Kommen Sie in Fluss mit dem Atem der Welt, mit dem Leben, das um Sie herum stattfindet und schwingen Sie sich mit Ihrer eigenen Lebensschwingung darauf ein.
- Konzentrieren Sie sich auf das, was Sie wahrnehmen und suchen Sie weiter nach dem, was hinter dem Gehörten steckt. Versuchen Sie so hoch zu hören, wie Sie können. Stellen Sie sich vor, wie sich Ihr Nacken dehnt und weitet. Spüren Sie den Energiefluss zwischen dem Bindu und der Welt über Ihnen.

### Merke

**Wiederholen Sie diese Übung immer und immer wieder. Seien Sie geduldig und gelassen, dann werden Sie immer besser in die wundervolle Welt der inneren Geräusche und Klänge eintauchen können.**

# Dear listeners,

It must be more than 20 years since Roop Verma and I met for the very first time. Neither of us can remember exactly. I came to Berlin to participate in a Nada Yoga Meditation Retreat. That is where I met Roop, who made us feel vibrant with the sound of his sitar. It was a wonderful experience and we have stayed in touch ever since. Roop has continued his path as a master and teacher, great musician and composer. I began to gather marvelous experiences with sound, which I will never forget: the trance-like sounds of water beating against rocks; mellow chants in the middle of the countryside in France – suddenly, a clashing «F« emerging from the snapping of wood. I discovered new sounds in the barking of dogs, chants in the meowing of cats, and I discovered my very own sound.

Roop and I thought for a long time about promoting the path of Nada Yoga. Eventually, Mrs. Duelli from TRIAS made the project possible. We are very grateful for her never-ending patience, as this audiobook required considerable time to mature. It cannot replace a masterful teacher or the experience of attending a class; and it does not aim to cover all knowledge about Nada Yoga, which is quite complex. But it is a beginning, a simple way meditation entering and experiencing meditation naturally through the world of sound. This experience will offer a wealth of impressions.

Be patient and take your time on the exciting path to your own inner sound.

April 2013, Annette Cramer and Roop Verma

# How to work with the individual tracks

Listen to the same track for at least 2-3 weeks before you move on to the next one. Thereby maintain the sequence of the tracks.

## Track 1: Shanti – at a forest creek.

Water is an ear opener. It contains all frequencies and refreshes your ears. The accompanying Shanti is a chime – created by different metal rods on which a small clapper. It guides you into a state of deep relaxation as at the same time it unleashes associations. Allow yourself to settle into the vibrations and listen to the overtones. Concentrate your focus on what lies behind the relaxing sounds.

## Track 2: Monochord.

This is the favorite instrument of music therapy. In Pythagoras' times, it was used for measuring as well as an instrument of healing. Today, the most commonly used monochord has 12–25 identically tuned strings. This type is best for discerning overtones, vibrations, and beats. Here you hear a monochord in the mood of tanpura: the basic tone, twice a quart upwards into the basic tone – and an octave downwards. Focus your attention progressively and exclusively on the beats and the overtones, on the tripping melodies which emerge by themselves and sound different every time you listen to them.

## Track 3: Tanpura.

In Indian music, the tanpura is an indispensible accompanying instrument. It has four strings typically tuned as follows:

- string one: lower fourth (sometimes fifth) of the fundamental note
- string two and three: fundamental of the raga
- string four: lower octave note of the fundamental note

On this track you can hear the tanpura by itself, without another instrument. Encourage your ears to slowly leave the characteristic tanpura atmosphere and listen exclusively to the overtones. Worlds of melodies will reveal themselves.

## Track 4: Sitar and tanpura.

With this track you enter the world of Indian sounds. The sitar is tuned to C-sharp, which is the tone of the sun. People all over the world meditate to this tone. This piece of music consists of minimalist recurring sequences of notes. The tanpura forms a base and keeps you mentally grounded. Begin by listening to the sitar, after that listen to the tanpura. Then enjoy the blend of both instruments. Lastly, leave the sounds of the foreground behind and feel the overtones with your sense of hearing.

## Track 5: Sitar and piano.

Ravi Shankar and Yehudi Menuhin used the sitar and the violin to demonstrate that Indian music can be performed beautifully using Western instruments. This piece builds slowly. Simple sequences of notes gradually develop into themes, which then gradually increases its tempo and accelerates skywards. The piano infuses a Western sound that blends with the Indian music (played by Annette Cramer).

## Track 6: Raga.

Raga signifies color or tint. The focus is not placed on the individual tone but on the space between two tones. These tones are either connected by abrupt leaps or through very subtle sliding movements, gliding pitches, echo effects, appoggiatura, acciaccatura, and redoubling. The mood must be rendered very accurately. Therefore, a musician often decides on a raga spontaneously to match his/her own mood and the surrounding spirit. Feel the intensity mentally and physically.

## Track 7: Gayatri-mantra.

Gayatris are verse mantras. They have a specific length and are used to praise deities. On this track, the Gayatri-mantra of the Rig-Veda is performed, the first Gayatri and one of the oldest mantras:

*OM BHUR BHUVAH SVAH*
*TAT SAVITUR VARENYAM*
*BHARGO DEVASYA DHIMAHI*
*DHIYO YO NAH PRACODAYAT*
*OM. SVAHA*

This may be translated as: «We meditate on the glory of the Divine Ruler, Creator of the Universe, who Himself is the light and the wisdom and clears all sins and ignorance. May He show us truth.

## Track 8: Chanting bijas.

Bijas »germinal mantras« or »seed syllables« are aspects of the highest mantra, OM. Bija-mantras are sounds that derived derictly from the 50 original sounds of Sanskrit. Each element of the universe and each chakra possesses a corresponding bija. Chanting bija-mantras harmonizes the energy centers and awakens Nada, in the guise of Kundalini, the mental power that rests coiled at the base of the spine. This power pulsates along the wavelengths of the 50 basic sounds of Sanskrit, which exist in all chakras and ultimately find their expression through the vocal chords.

# What is Nada Yoga?

Nada Yoga imparts the basics of the Ancient Indian philosophy of sound. Nada is the »primal sound«, the ultimate beginning or »flow of consciousness«. »Nad« means »to flow«. In the Indian view, 72,000 Nadis (nerve channels) run through the human body and Prana – energy – runs through the Nadis. Each Nadi vibrates with its own frequency and can be affected by sounds and music.

Nada Yoga teaches techniques that allow you to perceive inner sounds, in order to connect with your Highest Self. Anahata Nada (page 51), the inner mystical sound, nourishes and reminds us of our origins. In addition, it is one way of monitoring and revealing the spirit. Sounds are used to reach the ultimate degree of concentration and to cleanse the body's energy fields with the help of harmonizing vibrations and returning them to their natural state.

## Effects of Nada Yoga include

- deep relaxation
- increased concentration
- refinement of the sense of hearing
- halting the inner dialogue / stopping the mental noise
- activating / strengthening inner hearing, seeing, and feeling
- health-promoting harmonization of the entire physiology
- improvement of vocal sounds through self-regulation
- development of inner visions
- being aware of the consciousness
- spontaneous understanding
- the sensation of being deeply moved
- the experience of transformations

# Occidental ways of word and sound meditation

The traditions of Nada Yoga have been largely lost. There are only a few adept musicians and mystics who are still able to pass on this knowledge. The practical path to Nada Yoga is less exotic than is frequently assumed. The central idea is a meditative fusion of words and sound. This type of »vibrating« contemplation is also known in the West. Around 220 A.D. the great Church Father Origin taught that we enter new dimensions while praying.
Liturgical recitations may also be perceived as mantras. But only during deep contemplation do they unfold their power. Hildegard von Bingen achieved trance-like states through songs and was then able to create beautiful pictures, similar to mandalas or yantras. Johannes Brahms declared that he was able to be creative only when connected to the universe. He needed to enter the state of »Pashyanti« (page 45).
Mozart is known to have frequently been in a state of »Para« (page 44). This state allowed him to be in touch with his inner vibrations: the sound researcher Wilfried Krüger discovered that the main theme of Don Giovanni's overture can be found in the vibrations of the upper and lower phosphorus atoms of human DNA.
These examples demonstrate that there is neither a simple nor a fast way to achieve a deep connection to words and sound. You must be patient and practice frequently, which means that you must listen consciously, over and over again. Over time, you will get access to your own vibration through »external« conscious hearing.

# The practice of Nada Yoga

Nada can be practiced using words (mantras), sounds, yantras (geometrical shapes), colors, mudras (hand postures), and asanas (body postures), because they are all vibrations.

## Mantra

Mantra is a formulaic set of words that is constantly repeated. »Man« means »to think«, »tra« is derived from »trai«, which signifies »to protect«, »to free«, or »generate power«. In this sense, a mantra could be viewed as a tool for the mind or the means to free oneself from attachment to the appearances of the physical world. Its practice trains individual consciousness and promotes a person's creative powers. Initially, a mantra should be chanted and recited aloud, later merely inwardly.

The recitation of mantras is common in various countries in the oriental cultural sphere, particularly in Tibet and India. But mantras can also be found in the West. »Amen« could be considered to be one, as well as the »Hail Mary« or other prayer formulas.

## Japa – the power of repetition

The main function of a mantra is the internalization of, or identification with, energy. This is achieved by repetition, japa. It turns the mantra into a pillar to support internal composure and gives permanence to its actual meaning, regardless of whether the mantra consists of a word or a sentence. In practice, the vibrating repetition of a mantra gives a focus to the outwardly directed, scattered mental currents. The mantra becomes progressively internalized.

## Healing words

Mantras do not require religious content, nor do they have to be Indian. Everyone can choose his/her own phrases or words, such as: »I am calm and peaceful.« Or »I am supported«; depending on their individual preferences. Once you are certain that you have chosen the right mantra, you should stick with it, repeat it day and night, and internalize it. The mantra can only unfold its power through constant repetition (japa, page 37). Many mantras remain secret and will never be revealed, not even when a mantra is received in a trance-like state.

In Tibet, the administration of remedies is supported by words in order to promote successful healing. »Healing mantras« are recited which describe the herbal substance given, including its medicinal purpose. The healing power is strengthened if the patient joins in murmuring the words. The suggestive effect of the speaking voice between 70 and 4000 Hertz is underpinned by the timbre, vocal ductus, pauses, and rhythmical repetitions.

In medieval times, it was common to consult a specialist for the proper dictum, in addition to a personal physician. The last remnants of incantations in the Western world include »knocking on wood« or spells against warts and shingles.

# Recite your mantras

Tracks 7 and 8 serve as the introduction to reciting mantras. Practice the vocalization of the mantras with and without the accompanying CD, and proceed as described earlier (page 37) for japa.

Meditate during the transition periods of the day, sunrise and sunset. You will find yourself between two worlds, with a channel open both ways. During this fleeting moment, you can direct the mantra, like an archer who sends his arrow towards its target. Once you have become familiar with your mantra, you should repeat it inwardly much more often than merely in the morning and evening.

- Begin by meditating on a yantra (page 46).
- Sit in Sukhasana (cross-legged position or easy pose) on a meditation pillow. If this is uncomfortable, you may lie on your back.
- Initially, in order to help you internalize the mantra, it may be helpful to recite or chant it aloud a few times. Loud repetition is called Vaikhari Japa, whispered or hummed repetition is called Upamsu Japa. Mental repetition – Manasika Japa – is the most powerful method. It requires intensified concentration, because the mind tends to shut down after a while. The advantage of Vaikhari Japa, loud repetition, however discretely it is performed, is that it shuts out all worldly noises and disturbances.

# The power of vibrations and music

In mythology, descriptions of the origin of all things usually involve sounds. The world has its beginning in chimes, sounds, calls, speach, coughs, thunder, roars, etc. Sound is the embodiment of invisible or inconceivable. In essence, the most subtle substances contained in all things are acoustic. Vibrations are the origin of life on earth.

In ancient Indian writings sound is interpreted as the manifestation of Brahma's reflection on creation. It is considered a rhythmically moved and moving substance which is found in all things and creatures of this world. Modern science has demonstrated that there is no solid matter. Everything is in motion, emerges, changes, and vanishes. Almost every day sound of the world is into news somewhere on our planet: through the sliding grains of sand, shifting dunes set the surrounding air to vibrate; when astronauts float through the universe, they report its soughing sounds; bees hum the overtone F; cliffs can be brought to sound, and as it freezes, ice begins to sound like plucked strings.

# Healing with sound in ancient times

In times past, the power of vibrations was mainly used where medicine was unable to help: Pythagoras had his scholars play »healing« tunes. On medieval market places, people sang to make eczemas disappear. Aborigines heal broken bones through sound. In Tibet, for hours or days at a time, doctors take turns in playing a single tone to the seriously ill. People who were possessed were cured with the aid of drums and rattles. Today, the old methods of healing with sound have almost vanished. Modern music therapy has little in common with traditional ancient methods because its primary orientation is active and not receptive.

## Indian music as a healing ritual

Until approximately one thousand years ago, the Indian tradition did not have concerts. Music was merely used in temples as powerful sound formulas during ceremonies and rituals. These formulas were arranged and combined differently in order to achieve certain effects; for example to provide calm and peace to restless minds and tired bodies. They were meant to change and transform the audience. This had a therapeutic effect, easing ailments and healing diseases. It also aimed to focus the attention of those visiting the temple and create a state of contemplation and concentration.

# Ahata and Anahata Nada

In Indian cosmology, sound, words, and mantra are inseparable, just as thought, form, and sound are one and the same. They are merely distinguishable as varying forms of vibrating energy when passing through the different levels of consciousness.

Nada Yoga differentiates between audible (ahata) and inner sounds (anahata). Anahata is also called »silent« or »static«, un-struck sound, also referred to as anahata-dhvani.

The Prerequisite for access to Ahata and Anahata, on a deeper level, is to apply oneself first to the physical body and its five layers (koshas):

1. Annamaya Kosha – nutrition: regular, healthy diet and adequate oxygen intake. It comprises solid, liquid, and gaseous nourishment.
2. Pranamaya Kosha – mental and emotional nourishment: the regular supply of positive energy (Prana = energy) through conscious living
3. Manomaya Kosha – individual consciousness: consciousness is raised through meditation and the perception of inner visions and dreams. The personal consciousness is transformed and connects with the cosmic consciousness.
4. Vijanamaya Kosha – wisdom and intuition: consciousness is raised through kindness and formation
5. Anandamaya Kosha – the dimension of bliss: connection with the »highest consciousness« through meditation. Time and space unite and form something like a universal layer. In meditation, this layer should be passed through to merge with the cosmic spirit.

# The »five layers of the body«

In Nada Yoga, emerging sounds correspond to the connection between mind and the different areas of consciousness.

We are in the state of Annamaya Kosha if we can perceive sounds or vibrations that arise from the heart, the lungs, the brain, the circulatory system, or various metabolic processes.

If the consciousness is in Pranamaya Kosha, the state of psychic energy, we can hear the Nada (sound) of a flute synchronously with many other sounds.

If the mind has penetrated deeply into Anandamaya Kosha, the other sounds vanish, but the result of Nada Yoga remains.

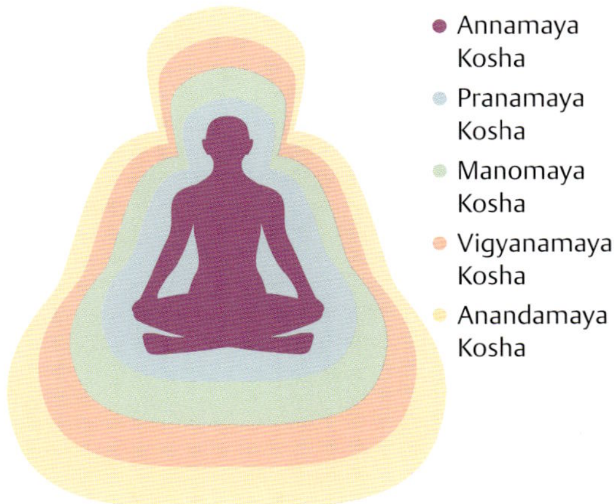

# The four sound levels

Depending on the state of consciousness, the mind is attracted to different vibrations. Certain sound combinations are perceived as unpleasant at certain times of the day and as pleasant at others. The ancient Indian sound formulas (Ragas) take this into account: Bhairav Raga is attributed to the sound of mornings and Bhimpalasi Raga to the sound of the afternoon. Malkosh and Durga correspond to midnight music. Jogia is best from late hours of night into the very early hours of dawn. The more subtle, softer, higher and further developed the composer and interpreter perform, the deeper the sound penetrates and affects higher levels, which also provokes a stronger reaction in the nervous system.

*Note*

**There are Ragas for every time of the day and the year, for every mood and vision. The correlations of the Ragas must be strictly observed to avoid negative effects.**

Four different levels of consciousness are assumed to perceive sound. Transcendence is found on one end of this spectrum and sound at the other:

## 1. Transcendence: Para Nada

Para signifies the highest or most distant. Para Nada, the transcendent sound, exists beyond the reach of our sensory organs. It possesses the highest vibration frequency which makes it inaudible with its intense vibrations. It can only be perceived at high levels of consciousness and even then merely subjectively, i.e. as an inner sound. Transcendent sound and transcendent consciousness are one and the same. Para is a state that cannot be ascribed to any wavelength and exists above all concepts and manifestations. It is the original unchanging substance of all language and is pure energy, or Shakti.

## 2. The mental sound: Pashyanti

Pashyanti signifies »what can be seen or imagined« and can be perceived with the inner, not the physical, ear. It could also be called a mental sound, experienced for example, when we dream of sounds or words. We could all communicate on this level if we »were able to«. The Aborigines, for example, do it when they sit around a fire at night telling mental stories that are understood without using any words.

## 3. The subtle sound: Madhyama

Madhyama signifies »in between« or »amidst«, »to whisper« or »the sound of whispering«. It is a subtle, barely audible sound that expresses itself spontaneously within. It is a state where the entire body is filled with Nadam, the vibration of the surrounding atmosphere. Sometimes we can sense or hear these vibrations when we are at one with our natural surroundings or when we perceive our own vibrations during a concert.

## 4. The audible sound: Vaikhari

The term Vaikhari is derived from »vac«: language. Vaikhari is audible and can be created physically through the organs of speech or by causing matter to sound. Its vibrations are limited to a certain range. This state of vibration corresponds to the most concrete state of thought. It encompasses letters, names, and forms. It is spoken sound as well as sound created by audible instruments.

# Yantra – the sound of the cosmos

Yantras are geometric figures that correspond to harmonic intervals. Yantras are sounds cast into pictures. We find them in the form of rosettes in cathedrals, labyrinths, circular figures, mandalas, and in flower petals. It is helpful for every musician, singer, and Nada Yoga practitioner to incorporate meditating on a yantra into his/her practice. »Absorbing« the beautiful proportions harmonizes the inner self, meditation becomes deeper, and sound exercises achieve a broader and richer frequency spectrum.

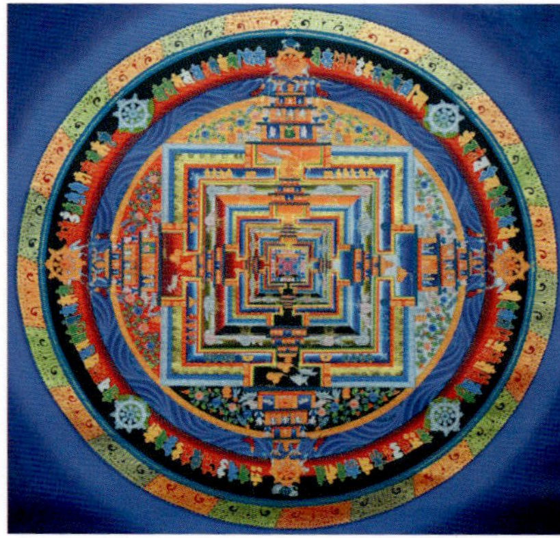

A singer who has delved into a rosette will afterward sing lovelier than without this visual impression. The effects on energy and brilliancy are impressive and clearly noticeable. Today, this has also been proven scientifically.

Why is that? Each symbol exists in our body as crystalline structures and cells. If we concentrate on it, it affects on the body, which in turn harmonizes the somatic cells. The repeated drawing of geometric shapes is very effective as well. Their simplicity holds more power than a mandala.

## How to work with Yantras

Using his »sound figures«, the physicist Ernst Florenz Friedrich Chladni (1756–1827) demonstrated that we are able to create geometric forms through sound. Tones can produce vibration patterns which are perfect in composition and form. The physician and research scientist Hans Jenny (1904–1972) recorded in minute detail the effects of vibrations in various mediums (water, sand, flower seeds). He also photographed and detailed them. Today, the Japanese naturopathic researcher Masaru Emoto and the German sound researcher Alexander Lauterwasser have impressively illustrated how sound has the ability to change our lives deep within.

### Choose your personal sound meditation

- Select a harmonious image from nature, geometry, architecture, the flower petals of a chakra, or a mandala that you enjoy.
- Enlarge it and color it if you so wish or leave it as it is.
- Delve into the image before you begin to meditate on sound.
- Absorb the image and, at the same time, hum as you exhale.
- Picture how it could sound.
- When you have internalized the image you may begin with sound meditation.
- Physically place the image so that it is easily perceptible and, at the same time, you can visually »absorb« it while singing.

# Your musical path to Ahata Nada

Only through Ahata Nada, the audible sound, can we reach Anahata Nada (page 51) and progress to Para Nada, the highest sphere of sound, transcendent and inaudible. Today, by and large, we have lost the ability of this type of conscious hearing. The only suitable music is created by natural instruments and is not exceedingly voluminous. Traditional Indian music works very well for this purpose. But you can choose Western music as well.

The arrangement of the individual tracks on this CD will gradually introduce you to conscious hearing, Ahata Nada.

## How to prepare yourself

Proceed as follows with each track:
Copy tracks 1–6 two to three times each onto a CD. In other words, make one CD for each track. Please do not save them as mp3 files. You will lose the treble.

- Meditate during the transition periods of the day, during sunrise and sunset. These times will facilitate your entrance into a mental »transition stage«.
- Undo your belt and take off your watch, before you start with meditation.

## Meditate with music

Begin by meditating on a yantra (page 46)

- Sit in Sukhasana (cross-legged position or easy pose) on a meditation pillow. If this is uncomfortable, you may lie on your back.
- Start the CD with the tracks you wish to listen to.
- Let the sounds flow into your body. Sense the changes in your lymph, connective tissue, and muscles induced by the sounds. Feel your spine and your central nervous system in your spinal cord.
- Pay attention to your mental state. The tracks will affect you differently every day.
- Stay with the sound, and do not let your thoughts wander off. Your thoughts may come and go.
- Behind each sound and tone much more is there than what you actually hear. Each time, try to listen beyond what you are perceiving.
- Gradually recede from consciously listening to the sounds. Focus more and more on the vibrations created by the sound.
- Integrate the sound into your everyday life. Frequently pause, turn your attention to your breathing, and replay the sound in your mind. Listen to your chosen track mentally and become aware of how it instantly alters your mood and state of mind.

## Begin chanting the Bijas

Immerse yourself in the petals of the chakras and begin chanting the three lower Bijas. Spend time on the fourth chakra, the heart chakra, only when you sense that the first three are open and allow energy to flow.

The chakra seed syllable should be chanted seven times. Initially, practice aloud and gradually soften your voice. Ultimately, the mantra should only be perceived inwardly with your focus on the respective energy center. The pitch is irrelevant, but it should be maintained throughout the seven repetitions. If you feel that the pitch wants to change, give in to that perception and let your voice flow freely to where it needs to be. Do not direct anything at will!

### The 7 chakras:

- Crown
- Third eye
- Throat
- Heart
- Solar Plexus
- Sacral
- Root

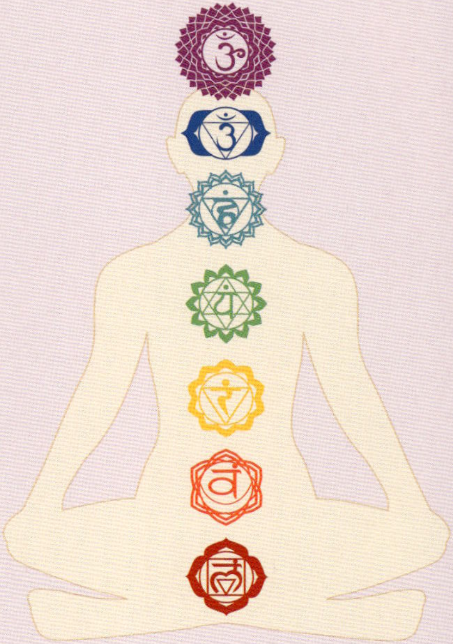

# Your path to Anahata Nada

After you have practiced the exercises for Ahata Nada (page 48–50) consistently, you will be ready to move deeper towards the inner sounds.

Three steps will lead you there:

1. Humming »mmmm«
2. The Bhramari exercise
3. Inward meditation

## 1. Humming »mmmm«

Assume your meditation pose.

- Pay attention to your breathing and let it flow.
- Slowly part your lips slightly and listen to your inhalations and exhalations.
- Bring your lips gently back together and include an »mmmm« in your exhalation.
- Sense the vibrations in your skull.
- Place your hands on the base at the back of your head and slide your voice up and down until you find the tone that vibrates the back of your head the most. Continue humming using this tone.
- Hum for another 5–10 minutes as long as it feels pleasant.
- Then, remove your hands from your skull. Stay with the sensations and listen to your innermost sensations, particularly the back of your head.

## 2. Bhramari – Listen to the inner sound

- Practice Bhramari once or twice a day, 5 to 8 minutes each time.
- Assume your meditation pose and make sure that your back is erect.
- Focus your attention outwardly… then direct it inwardly.
- Pull your knees toward your body, rest your elbows on your knees and close your eyes.
- Inhale deeply through your nose and hold your breath.
- Now, close your ears by placing your thumbs on your ears and the other fingers at the sides of your head.
- Feel with your fingers your scullcap and then the highest point on the back of your head.
- Exhale through your nose and, at the same time, begin to hum lightly.
- Focus on the Bindu, a point at the top of the back of your head. It is the area of the brain that vibrates at all times.
- Bindu must be localized in order to experience the Nada sound. After a few days of practice you will begin to hear an inner sound that responds to your humming. When you notice this sound, remove your hands from your head, cease the humming and continue to listening inwardly.

## 3. Inward meditation

The world that surrounds us knows nothing of silence. Silence would be considered immobility, which equates to something inanimate. Pause time and again during your daily routine and listen to your surroundings. Align yourself with the vibrations of the world.

### For that to happen:

- Hold yourself erect and close your eyes.
- Feel the energy flowing through your body. Visualize how everything moves from top to bottom. Notice the sensation of your feet being in contact with the ground.
- Pay attention to your breathing. During inhalation, feel how your abdomen, pelvis, flanks, and thorax expand and stretch; how your neck and ears widen; how your entire body stretches during inhalation and slackens during exhalation.
- Open your ears and take in the sound of the outer world, inhale it. Respond to this sound with your exhalation. Listen to the sound of your exhalation.
- Become part of the flow of the breath of the world, the life that is occurring. Adjust your own life vibrations to this life.
- Concentrate on what you perceive and keep looking for what lies beyond the sound. Try to perceive highest possible sounds you can. Imagine your neck lengthening and expanding. Feel the flow of energy between the Bindu and the world above you.

### Note

Repeat this exercise over and over again. Be patient and calm. It will help you experience the wonderful world of inner sounds and tunes, and it will be better every time.

**Bibliografische Information der Deutschen Nationalbibliothek**
Die Deutsche Nationalbibliothek verzeichnet diese Publikation in der Deutschen Nationalbibliografie; detaillierte bibliografische Daten sind im Internet über http://dnb.d-nb.de abrufbar.

Programmplanung: Sibylle Duelli

Redaktion: Astrid Nedbal

Bildredaktion: Christoph Frick

Umschlaggestaltung und Layout:
CYCLUS Visuelle Kommunikation, Stuttgart

Bildnachweis:
Umschlagfoto vorn: Getty images
Fotos im Innenteil: Lucka Kratochvil; danielzgombie/istock.com
Die abgebildeten Personen haben in keiner Weise etwas mit der Krankheit zu tun.

Zeichnungen: Christine Lackner

1. Auflage 2013, TRIAS Verlag



Printed in Germany

Satz: Fotosatz Buck, Kumhausen
gesetzt in: Adobe InDesign CS5
Produktion: digiCon AG, Kornwestheim

ISBN 978-3-8304-6879-0 1 2 3 4 5 6

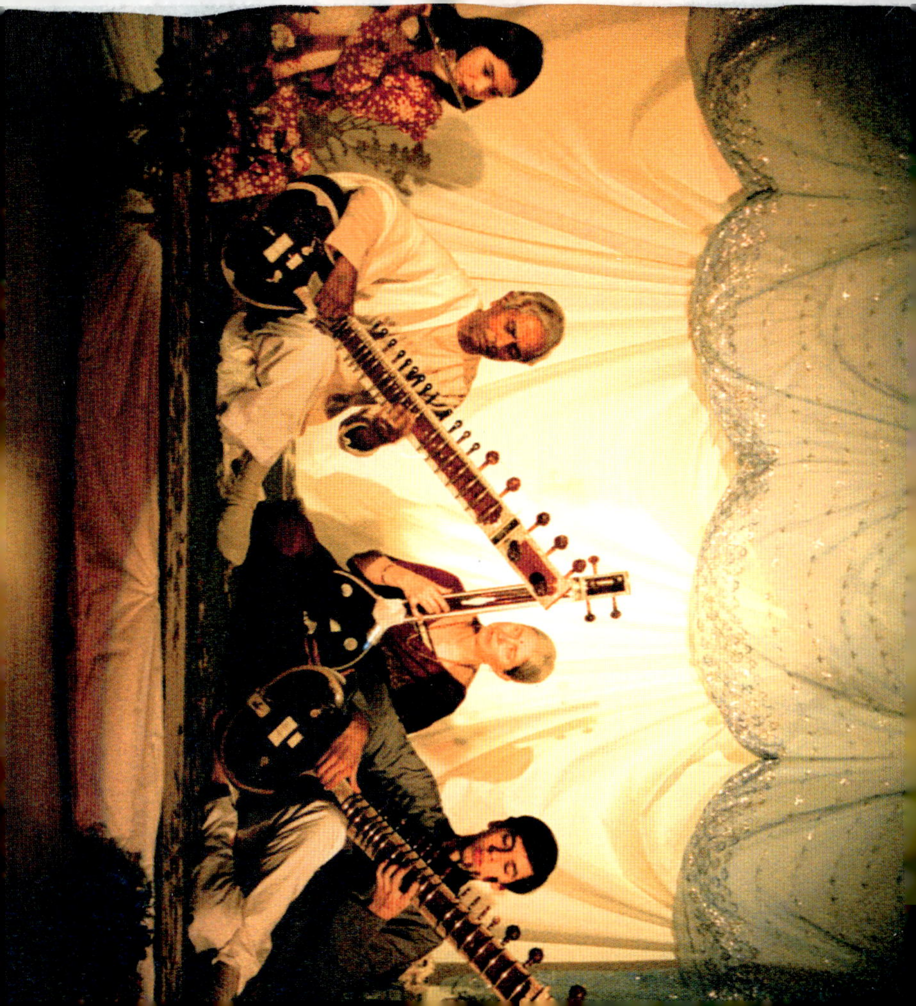

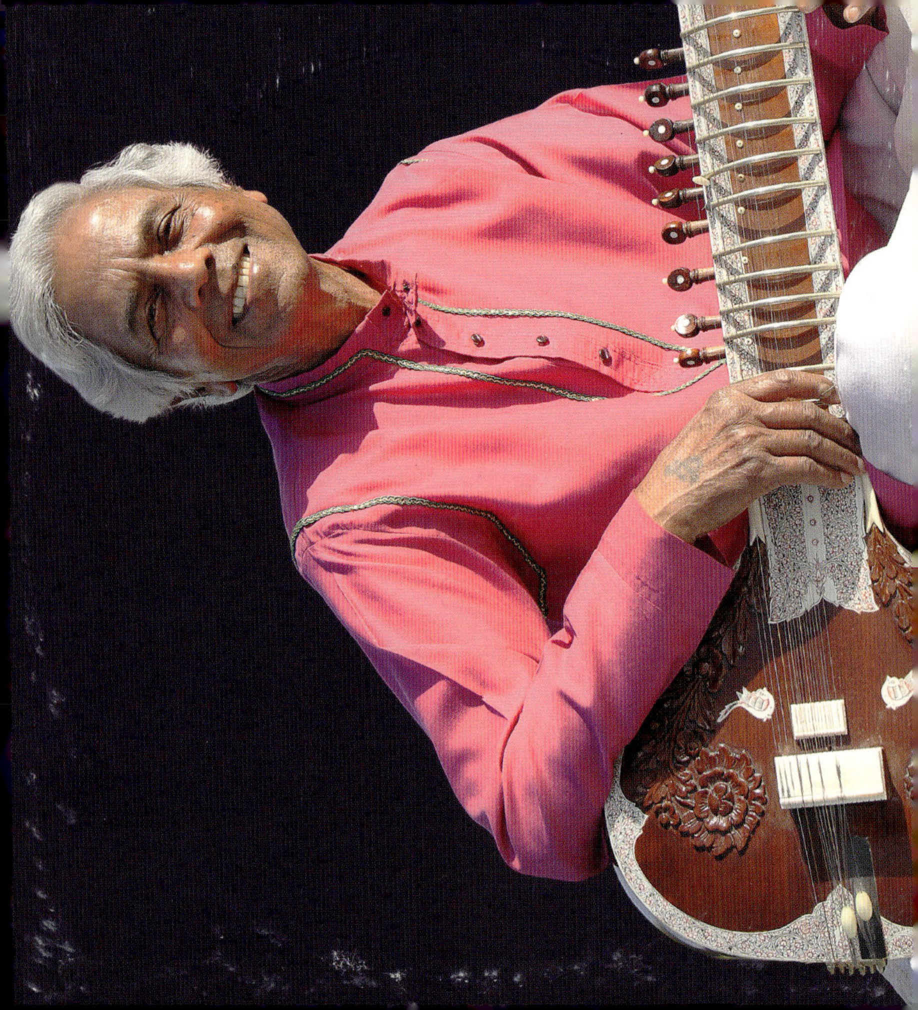